TRAITEMENT DOMESTIQUE

DES

OBSTRUCTIONS

ET DES

HÉMORRHOIDES

PAR LA

GYMNASTIQUE MÉDICALE

APPROPRIÉ A L'AGE MUR

AVEC 30 FIGURES GRAVÉES SUR BOIS

PAR

M. TH. DE KLÉVÉSAHL

DOCTEUR EN MÉDECINE, CONSEILLER DE COUR, CHEVALIER, ETC.
DIRECTEUR D'UN ÉTABLISSEMENT DE GYMNASTIQUE MÉDICALE A SAINT-PÉTERSBOURG

PARIS
ÉMILE MELLIER, RUE SÉGUIER, 17
SAINT-PÉTERSBOURG
LIBRAIRIE DE LA COUR IMPÉRIALE (S. DUFOUR)
1867

TRAITEMENT DOMESTIQUE

DES

OBSTRUCTIONS

ET DES

HÉMORRHOIDES

PAR LA

GYMNASTIQUE MÉDICALE

APPROPRIÉ A L'AGE MUR

AVEC 30 FIGURES GRAVÉES SUR BOIS

PAR

M. TH. DE KLÉVÉSAHL

DOCTEUR EN MÉDECINE, CONSEILLER DE COUR, CHEVALIER, ETC.
DIRECTEUR D'UN ÉTABLISSEMENT DE GYMNASTIQUE MÉDICALE A SAINT-PÉTERSBOURG

PARIS
ÉMILE MELLIER, RUE SÉGUIER, 17
SAINT-PÉTERSBOURG
LIBRAIRIE DE LA COUR IMPÉRIALE (S. DUFOUR)
1867

AVANT-PROPOS

Parmi les remèdes applicables à la plupart des maladies chroniques du bas-ventre, maladies fréquentes dans la classe intelligente de la société, parmi les gens de lettres, la bureaucratie, etc., il en est un puissant pour remédier au genre de vie que les travaux de l'esprit comportent : c'est la gymnastique médicale, dont l'effet est d'attaquer la cause du mal, en corrigeant, sans aucun autre risque, la faiblesse des muscles extérieurs et intérieurs du bas-ventre.

La seule difficulté qui fût à objecter à un traitement de ce genre, serait le manque de temps, les affaires négligées ou ajournées par la fréquentation régulière et à des heures fixes d'un établissement de gymnastique.

Pour obvier à cet inconvénient et répondre à la fois aux désirs de différents malades qui, par quelque circonstance impérieuse, se sont vus obligés d'interrompre un traitement commencé dans mon établissement, j'ai cru me rendre utile au public en publiant un petit cours pratique de gymnastique que chacun puisse suivre chez soi, sans le secours d'aide-gymnaste, machines ou autres appareils, et dont l'effet, à peu de différence près, doit être aussi profitable que celui qu'on obtient dans un établissement en règle.

La tendance des idées de ce petit traité répond à celle de l'ouvrage justement célèbre que le docteur Schreber a publié sur une matière analogue, à la différence près toutefois d'un but plus spécial auquel je me suis efforcé d'atteindre.

Le docteur Schreber ne parle pas des mouvements combinés par la résistance d'un aide-gymnaste, ce qui pourtant change la nature de l'action et permet d'en diriger l'effet sur telle ou telle partie spéciale du corps de l'individu.

Or, comme la résistance du mouvement opéré par un concours étranger peut, dans certains cas, se remplacer par la pesanteur du corps même ou des membres fonctionnant comme levier, il en résulte que j'ai voulu par ce traité rendre inutile le secours d'un aide-gymnaste, en substituant aux mouvements combinés avec la résistance d'autres mouvements équivalents qui peuvent s'exécuter sans secours étranger.

Le plan de traitement de cet ouvrage est calculé pour la durée de trois mois. Il peut se prolonger au besoin. Bien qu'il ait pour but les obstructions et les maladies hémorrhoïdales, on peut aussi l'appliquer à d'autres maladies qui proviennent des mêmes sources.

C'est au médecin ordinaire qu'incombe la tâche de

juger la nature du mal et de décider si le traitement gymnastique peut y être appliqué. Nous n'avons voulu dans ce traité qu'offrir des matériaux où l'on puisse recourir au besoin dans les cas de maladies compliquées.

Puisse cet ouvrage atteindre son but! puisse-t-il guérir ou atténuer quelque source de souffrance! voilà ce que je me suis proposé en le publiant; ce serait la récompense de mes constants travaux.

TH. DE KLÉVÉSAHL.

Saint-Pétersbourg, 12/24 novembre 1866.

INTRODUCTION

Les obstructions et les hémorrhoïdes peuvent être le résultat de différentes causes. Le plus souvent pourtant ce genre de maladies provient de l'affaiblissement des muscles qui sont dans les parois de l'estomac, des intestins et des vaisseaux de l'abdomen.

Cet affaiblissement des muscles peut être le résultat de causes diverses, comme une diète irrégulière, des diarrhées excessives, l'abus des purgatifs; une vie trop studieuse surtout quand on garde la pose courbée, habituelle en écrivant.

Comme cette dernière cause est celle qui se rencontre le plus fréquemment et en même temps celle en faveur de laquelle la gymnastique médicale peut rendre les services les plus signalés, il est important que nous parlions ici des suites qu'elle peut entraîner, ainsi que du moyen le plus efficace pour y remédier.

La position assise et courbée en écrivant est nuisible à l'organisme entier, aux organes du bas-ventre en particulier.

Le repos trop prolongé des muscles empêchant ceux-ci de donner aux autres organes l'impulsion d'activité nécessaire, il en résulte que les organes de l'abdomen languissent comme le corps entier et subissent une diminution dans la somme exigée de leur énergie.

L'influence directement funeste aux organes du bas-ventre provient de ce que, le corps étant assis, les muscles abdominaux restent dans un état permanent d'inaction et de relâchement, état qui, premièrement paralyse la pression mécanique des parois de l'abdomen, absolument importante pour en activer les organes, et qui, en second lieu, entraîne sympathiquement par le relâchement des muscles extérieurs celui des muscles intérieurs de l'estomac, des intestins et des vaisseaux de l'abdomen. Il en résulte que ces derniers ne peuvent alors fonctionner comme ils le doivent dans le procès de la digestion et de la circulation du sang.

Ajoutons encore que la stagnation de sang d'un côté, de l'autre l'agglomération des excréments, qui par l'encombrement sont sujets à différentes décompositions, réagissent aussi sur les muscles intérieurs, et l'on comprendra comment ceux-ci doivent aller s'affaiblissant de plus en plus.

Indépendamment des obstructions et des hémorrhoïdes, une longue suite d'autres maladies peuvent être aussi l'effet de l'affaiblissement des muscles intérieurs. Les obstructions et les hémorrhoïdes ont pour symptômes : une pesanteur générale, des douleurs de reins et de dos, quelquefois aussi un mal dans l'occiput et la nuque, un sentiment indéfini de tension et d'alourdissement au bas-ventre. La nature se charge souvent de soulager ces derniers symptômes par le flux hémorrhoïdal.

Parmi les autres suites funestes produites par l'affaiblissement des muscles, nous citerons ceux d'une digestion difficile, d'un goût mauvais dans la bouche, comme aussi le manque d'appétit, la flatulence, des coliques périodiques, des ténesmes fréquents, des battements de cœur, l'hypochondrie, la mélancolie; bref, toute une série de maux, pouvant aboutir aux affections des tissus des principaux organes de l'existence, du foie, du cœur par exemple, affections qui ne sont que trop souvent rebelles à toute espèce de traitement.

Nous venons d'exposer la cause fondamentale de l'affaiblissement des muscles intérieurs de l'abdomen par le relâchement des muscles extérieurs, produite par une vie manquant d'exercices de corps et journellement courbée à l'écriture ou à l'étude.

Or, comme la science médicale a reconnu les rapports sympathiques entre les muscles intérieurs et extérieurs de l'individu, il en résulte que la gymnastique reconnue propre à agir fortement sur les derniers, ne peut manquer d'opérer un effet salutaire sur les muscles intérieurs. D'après ce principe, le fait de la gymnastique médicale est de faire agir les muscles extérieurs de toutes les parties du corps, et également certains groupes de muscles qui, par leur degré d'importance, demandent une attention particulière.

Cela posé, juge-t-on qu'il soit nécessaire de remédier à la faiblesse des muscles de l'abdomen? Dans ce cas, la gymnastique médicale prescrit d'abord l'exercice général de toutes les parties du corps, puis l'exercice spécial des muscles abdominaux. Elle oppose à la position courbée, la position étendue, et a une influence directe sur les parties intérieures par la pression des parois de l'abdomen, diverses manipulations, etc.

C'est de cette manière que l'on parvient à attaquer la cause primitive de la maladie, tandis que tous les médicaments possibles ne peuvent agir que sur l'effet de la cause première : l'affaiblissement des muscles extérieurs abdominaux.

Tout en ayant signalé les bienfaits de la gymnastique médicale pour contre-balancer les inconvénients d'une vie privée de mouvements, d'exercices corporels, nous n'avons pas eu l'intention de dire qu'elle ne fût pas également importante dans une série d'autres cas. En effet, lors même que l'affaiblissement des muscles abdominaux intérieurs ne serait pas la suite nécessaire de l'état d'inaction des muscles extérieurs, mais le produit de toute autre cause, on pourrait toujours, avec le plus grand succès, avoir recours à la gymnastique médicale, se basant sur les rapports sympathiques qui existent entre les muscles extérieurs et intérieurs du corps.

A travers l'enchaînement des maladies que nous avons ci-dessus mentionnées, il serait difficile pourtant de préciser jusqu'à quel point la gymnastique médicale est en état d'amener une guérison radicale, par la raison que celle-ci dépend du rapprochement que le traitement rencontrerait entre l'effet et la cause première de la maladie.

Pour nous résumer sur la gymnastique médicale, nous demanderons encore : Est-il d'autres traitements en médecine qui, comme elle, puissent déraciner les maladies? — Pour ne citer par exemple que le traitement des eaux minérales, dont les cures souvent bienfaisantes ont fait la réputation de tant de sources minérales en Europe, ce traitement, tout efficace qu'il peut être, est-il jamais radical? n'a-t-il jamais nui d'un côté, en soulageant de l'autre? Les eaux minérales n'aboutissent ordinairement qu'à exciter les organes de la sécrétion qu'elles favorisent, elles purgent ainsi le corps et lui rendent service; mais on doit reconnaître qu'elles agissent sur les maladies engendrées par l'affaiblissement des muscles et non contre cet affaiblissement même. Une bonne cure de ce genre peut sans doute amener dans la santé de grands changements, soulager bien des souffrances ; mais la cause du mal n'en subsistera pas moins. Elle ramène, à un temps donné, les souffrances, qui forcent indéfiniment le malade à recourir au même traitement, sans jamais arriver à une guérison définitive, car les cures fortifiantes qui lui sont prescrites ensuite ne sont que trop souvent insuffisantes pour ranimer l'énergie éteinte des tissus musculaires de l'estomac, des intestins et des vaisseaux de l'abdomen.

Le malade n'est donc point garanti contre une nouvelle rechute, surtout quand le genre de vie qu'il mène et qui a provoqué la source du mal, ne peut être changé.

Le traitement de la gymnastique a cela d'exceptionnel, qu'il peut toujours s'appliquer, sans jamais nuire, ni faire tort à l'organisme. Il peut être laissé et repris à volonté, quand on le sent nécessaire ou que les causes extérieures du mal n'ont pas cessé d'exister.

RÈGLES GÉNÉRALES

1. Les mouvements gymnastiques doivent être exécutés d'une manière *lente, égale,* accompagnée *d'une forte tension des muscles.* Les parties du corps non actives dans le mouvement, doivent garder une position *immobile* et *roide.* De la stricte observance de ce point dépend tout le succès du mouvement. Il faut donc que *l'attention* et *un puissant mobile de volonté* soient dirrigés sur le groupe des muscles mis en action.

Ces groupes actifs sont désignés autant qu'il est nécessaire dans chacun des mouvements que l'on trouve représentés ci-après.

Il faut encore observer que lorsqu'un mouvement doit être exécuté deux fois, la direction doit en être exactement la même la seconde fois que la première. S'agit-il par exemple d'un mouvement circulaire du bras, le cercle à décrire aura à se répéter dans la même dimension.

2. Pour donner une idée de la durée des différents mouvements, que plus tard nous ferons connaître d'une manière approximative, il suffit d'indiquer que le laps de temps employé à diriger le bras roidi depuis le côté jusqu'à la tête, peut être évalué à 20 secondes.

3. Les exercices de respiration jouent un rôle très-important dans le traitement et demandent dans leur exécution l'attention la plus scrupuleuse.

On se tient debout, le corps droit, les mains sur les hanches, le pouce du côté du dos : l'on commence alors l'exercice, à savoir :

On fait : 1° l'inspiration *lente* et *profonde;* 2° un intervalle de quelques secondes ; 3° l'expiration aussi complétement que possible.

On doit exécuter ceci deux fois de suite, et avoir soin de respirer à bouche fermée et sans effort excessif.

Cet exercice de la respiration ne trouble pas, bien entendu, le procès de la respiration naturelle, qui s'effectue comme à l'ordinaire et sans interruption pendant la durée des mouvements.

4. Les exercices de respiration s'exécutent régulièrement dans l'intervalle des mouvements, dans une proportion indiquée par des chiffres se rapportant, le premier au mouvement, le second à la respiration.

Par exemple, 6, 3, signifiant qu'ayant à exécuter 6 mouvements, il faut répéter 3 fois l'exercice de respiration, dont chacun a lieu après 2 mouvements.

5. Les 30 genres de mouvements ci-dessous expliqués composent trois ordonnances, dont chacune comprend 10 numéros que l'on doit exécuter régulièrement tous les jours pendant un mois.

6. L'intervalle de repos entre les différents mouvements est fixé à 2 minutes environ, pendant lesquelles il est bon de se promener tranquillement dans la chambre avant de passer au numéro suivant, que l'on ne doit entreprendre que lorsque l'effet du dernier mouvement s'est complétement effacé. Pour éviter tout effet de surexcitation, on peut durant les premiers jours se borner à n'exécuter que la moitié des mouvements prescrits.

7. Toutes les ordonnances ci dessous prescrites sont appropriées à l'homme dans l'âge mûr. Les personnes très-âgées ou d'une constitution débile trouveront dans les remarques finales les modifications nécessaires.

8. Il est entendu que pendant le cours du traitement une diète régulière est à observer. — Les personnes qui font des purgatifs un usage fréquent en diminueront peu à peu la dose, jusqu'au moment où elles pourront définitivement s'en passer.

9. Le meuble en usage, que l'on trouve au tableau des figures ci-dessous, peut se remplacer par une simple couchette, plutôt dure, et de crins rembourrée. Une planchette transversale devra y être adaptée, ayant à chacun de ses bouts une espèce d'étrier pour que les pieds puissent être assujettis.

EXPLICATION DES MOUVEMENTS

ORDONNANCE I

N° 1. — Se baisser et se relever. 18, 3.

Le corps est debout dans la position verticale, les mains fermement appuyées sur les hanches, le pouce en arrière : on se hausse sur la pointe des pieds et sans dévier de sa position ; on se baisse autant que possible pour se relever ensuite de la même manière.

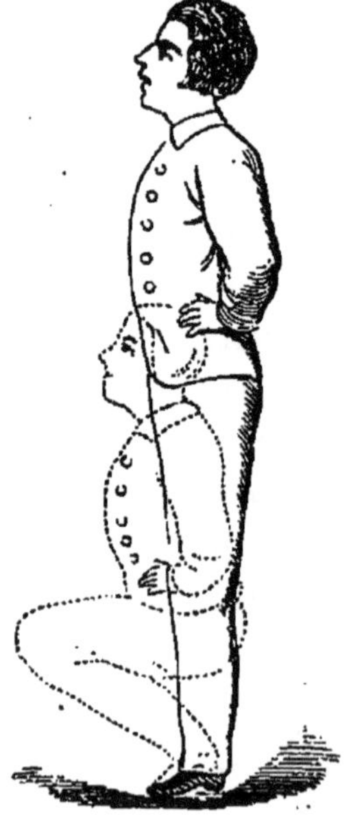

Ces deux mouvements s'exécutent 3 fois, ce qui fait 6 ; puis vient la pause ou intervalle pour l'exercice de respiration. Celle-ci s'opère comme il a été dit, invariablement 2 fois de suite et profondément.

L'exercice entier se fait 3 fois, dont 18 mouvements et 3 pauses pour les exercices de respiration. (Se baisser 6 secondes, se lever 6 secondes.)

Le but de ce numéro est d'activer les muscles des jambes et des pieds, et de décharger les autres parties du corps.

N° 2. — Rotation des bras dans une position de corps assise et penchée en arrière. 18, 3.

On est assis sur une banquette, le corps penché en arrière, de manière à former avec les jambes un angle obtus. On fixe ses pieds dans un étrier, ou bien on se les fait assujettir par un autre qui appuie assez pesamment ses mains sur les genoux de la personne en position d'exercice.

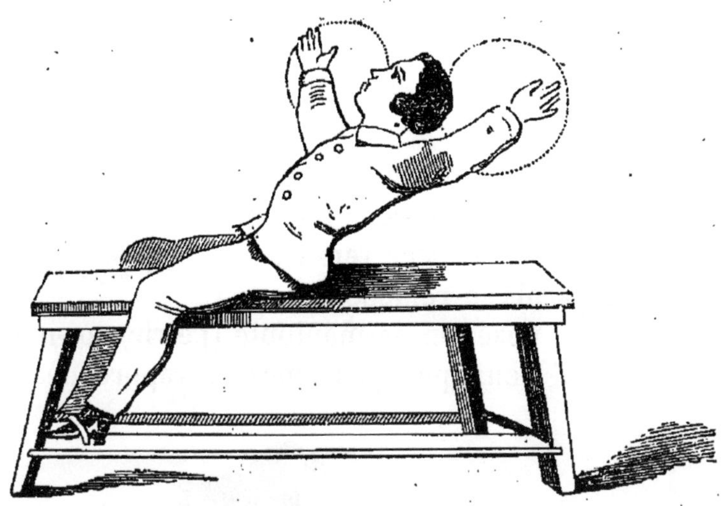

Assis de cette manière, on s'applique, des bras et des mains tendus, à décrire un cercle (4 secondes). Ce mouvement de rotation des bras s'exécute 3 fois en avant, 3 fois en arrière. Puis vient l'intervalle pour l'exercice de respiration. L'exercice en entier se fait en 3 fois. Ce qui fait 18 mouvements et 3 exercices de respiration.

Il a pour but, outre l'action des muscles, des bras, d'agir sur les muscles abdominaux.

N° 3. — Tourner le corps. 8, 4.

On est debout, le dos droit, les jambes fixes, on tourne le buste autant que possible de droite à gauche (15 secondes) et de gauche à droite (15 secondes), puis l'on respire et l'on recommence dans le même sens. On répète l'exercice en entier, avec la seule différence qu'on le commence de gauche à droite, ce qui produit 8, 4.

Tous les muscles à vibres obliques de la partie supérieure du corps sont mis en motion dans cet exercice, qui a encore pour but de remuer les intestins.

N° 4. — Masser l'abdomen. 3, 3.

On est couché sur un banc ou sur une couchette à dossier, on y repose la tête et le dos, les jambes sont repliées vers l'abdomen, dont les parois se relâchent dans cette posture. Ainsi posé, on se manipule (pétrir) soi-même l'abdomen avec les deux poings fermés et rapprochés, en

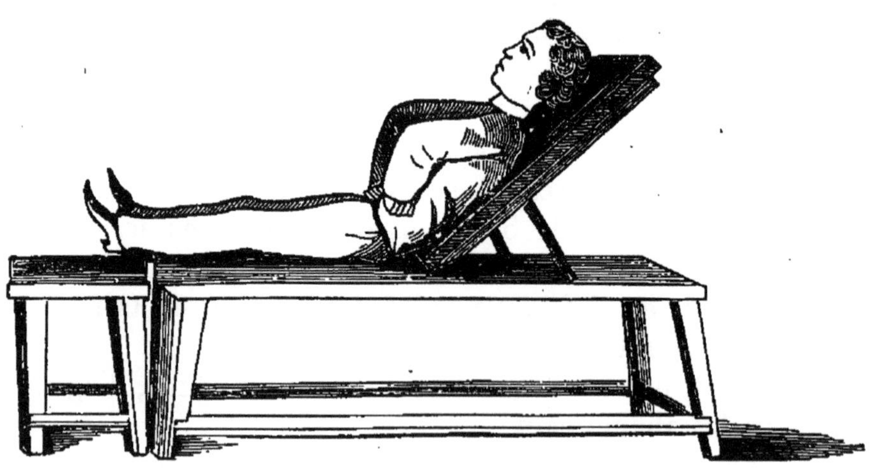

commençant au-dessous du sternum, d'où l'on descend en ligne parallèle jusqu'au bassin. Cette manipulation s'exécute 3 fois, écartant chaque fois de plus en plus les poings vers les côtes.

Les exercices de respiration se font ensuite, comme à l'ordinaire, et l'on recommence le tout encore 2 fois. Ce qui fait 3, 3.

Cet exercice, qui a pour but d'activer les intestins, peut se faire isolément, une ou deux heures après le repas, par les personnes qui souffrent d'une digestion difficile.

N° 5. — Lever et baisser les jambes, se masser l'abdomen. 12, 3.

On s'étend à mi-corps; la tête et le haut du corps couchés sur un banc, de telle sorte que le bas des reins touche le bord du banc et s'y assujettisse. Ainsi placé, on soulève lentement et à la fois les deux jambes (5 secondes), qui doivent être roides et tendues; on les baisse ensuite de la même manière (5 secondes), et l'on recommence encore.

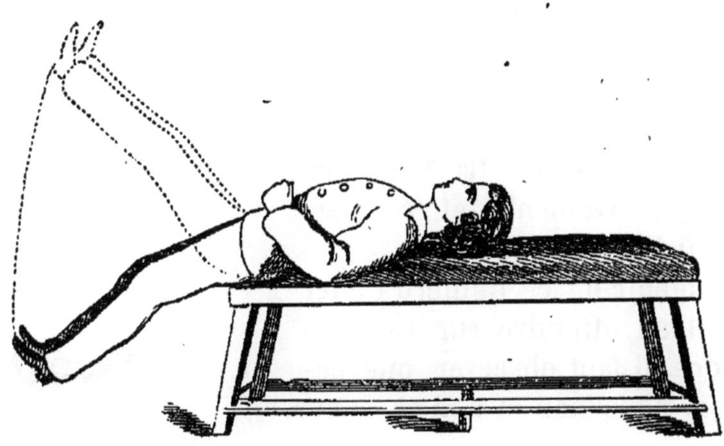

Pendant cet exercice, on se frappe soi-même l'abdomen de la paume d'une de ses mains, tandis que de l'autre on se cramponne au bord de la couchette. Ce battement sur le ventre doit se faire à petits coups, vivement répétés en décrivant un cercle, et en ayant soin de tenir le poignet de la main parfaitement dégagé, tel qu'on le prescrirait par exemple pour jouer du piano.

Après l'exercice de respiration, qui se fait assis, on recommence deux fois ce numéro, ce qui fait : 12, 3.

Il a pour but de donner une secousse salutaire aux organes du bas-ventre et de les activer.

N° 6. — Lever les bras dans une position de corps inclinés. 6, 3.

Fixez les jambes, penchez le corps en avant de manière à former avec les jambes un angle obtus, les épaules en arrière, le dos droit, la poitrine dégagée. Dans cette posture, on lève jusqu'à la tête les bras étendus (20 secondes). On maintient exactement cette position jusqu'à ce qu'il s'ensuive un sentiment de fatigue dans le dos. Reprenant (15 secondes) alors avec son corps la position perpendiculaire, on laisse retomber les bras et respire comme il est prescrit.

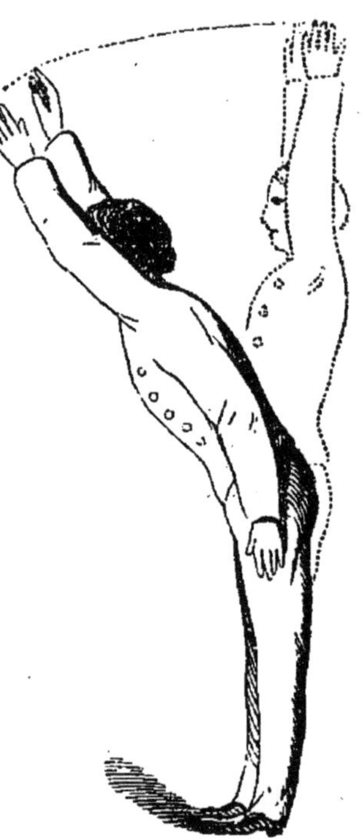

On fait cet exercice trois fois, ce qui fait 6 mouvements et 3 intervalles pour la respiration.

Pour obtenir de ce numéro l'effet qu'on doit en attendre sur les muscles du dos, il faut observer que celui-ci doit s'incliner et non se courber.

N° 7. — Rotation de la partie supérieure de la jambe, le corps couché. 48, 4.

On se place dans la position du corps décrite au n° 4. Une des deux jambes reste étendue sur la couchette, tandis que l'autre se courbe au genou et s'applique à décrire 6 mouvements circulaires en avant et 6 en arrière. Ces mouvements doivent être assez accélérés pour que la cuisse touchant l'abdomen y cause chaque fois *une secousse*. On respire ensuite

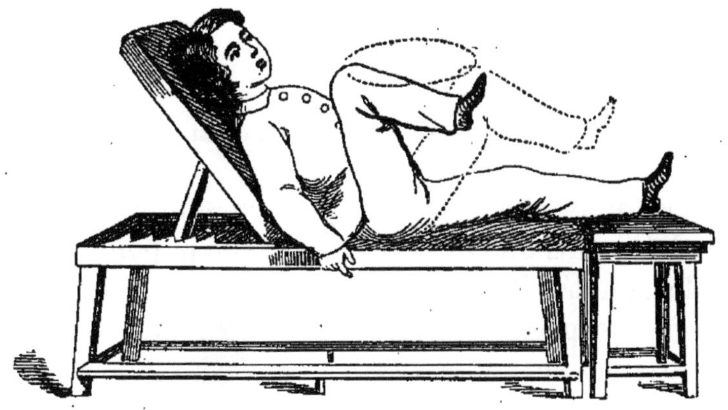

comme il est prescrit, et l'on recommence la rotation de l'autre jambe. Le tout, répété encore une fois, constitue 48 mouvements et 4 de respiration.

N° 8. — Mouvement circulaire de la partie supérieure du corps dans une position assise. 18, 3.

On est assis : le buste, droit et tendu, décrit un cercle aussi large que possible, de sorte que, se penchant en arrière, on

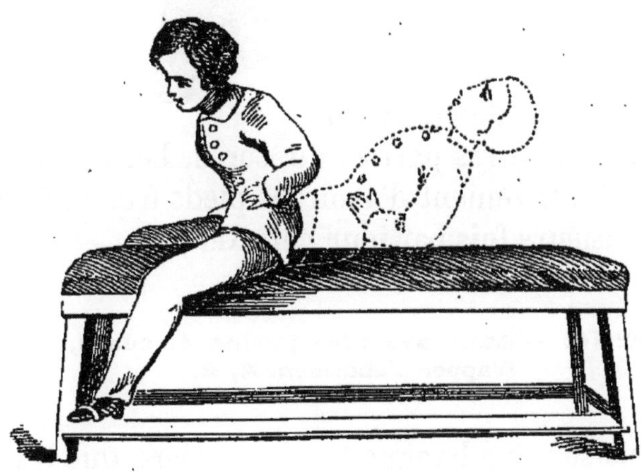

effleure du dos la banquette où l'on est assis. Ce mouvement circulaire a lieu trois fois en avant, trois fois en arrière. L'exercice en entier se fait trois fois, sans oublier les mouvements de respiration. En tout : 18, 3.

Les muscles du bas-ventre sont mis en activité par ce mouvement.

Nº 9. — Rotation des pieds étant debout. 24, 4.

On soulève et avance la jambe, que l'on soutient par un effort musculaire sans qu'elle vacille; puis, de la pointe du pied resté tendu, on décrit un cercle aussi grand que possible, ayant soin que le pied en entier jusqu'à la cheville prenne part à l'exercice. Après avoir décrit ce cercle 3 fois en avant, 3 fois en arrière, on procède à l'exercice de respiration, et l'on recommence de la même jambe le même mouvement suivi de la pause pour l'exercice de respiration. On agit ainsi de l'autre jambe, ce qui fait en tout 24 mouvements circulaires et 4 de respiration.

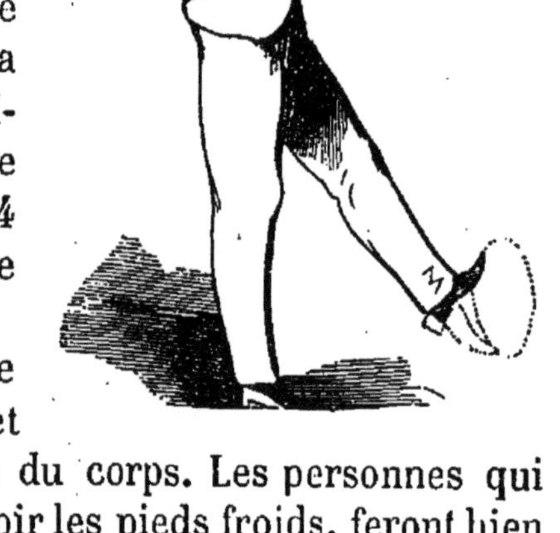

Ce mouvement a pour but de ramener la chaleur des pieds et de décharger les autres parties du corps. Les personnes qui souffrent de l'inconvénient d'avoir les pieds froids, feront bien de répéter plusieurs fois par jour cet exercice.

Nº 10. — Assis, ayant les jambes étendues, frapper l'abdomen. 4, 4.

On est assis sur une banquette, de manière que les jambes y soient couchées tout au long. Les pieds sont fixés par une courroie, la pesanteur d'un objet quelconque, ou le concours de n'importe quelle personne. La partie supérieure du corps se place de manière qu'elle produise avec les jambes un angle obtus. On lève alors un de ses bras jusqu'à la hauteur de la tête pendant que de l'autre main on exécute le frappemeut

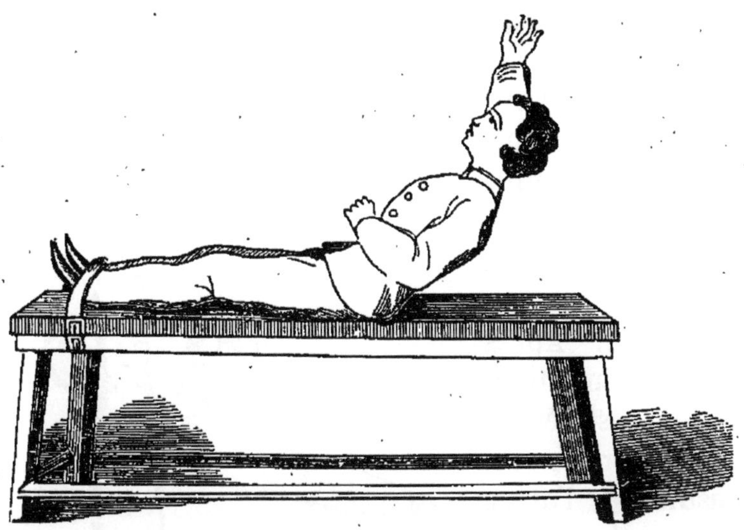

dont nous avons parlé sur l'abdomen. Ce frappement se distingue du battement en ce qu'il se fait avec le poing et non avec la paume de la main. Il faut l'exécuter légèrement sans roidir le bras, et seulement du poignet. (Voy. n° 4.)

La durée du frappement, qui se fait deux fois de chaque bras, 4, 4, dépend du temps qu'on peut soutenir cette position de corps. Si la difficulté est trouvée trop grande dans le premier temps qu'on fait l'exercice, on peut, au lieu de lever le bras, le poser plus commodément sur la hanche.

ORDONNANCE II

N° 1. — Mouvement circulaire de la jambe. 16, 4.

On est debout. De l'une de ses jambes, exactement tendue, on décrit, 2 fois en avant, 2 fois en arrière, le plus large cercle (5 secondes) que possible; le reste du corps se tient pendant ce temps immobile. Après l'intervalle de respiration, ce mouvement est répété de la même jambe. On passe ensuite à l'autre jambe, à laquelle on fait faire le même exercice. Ce qui produit 16 mouvements et 4 de respiration.

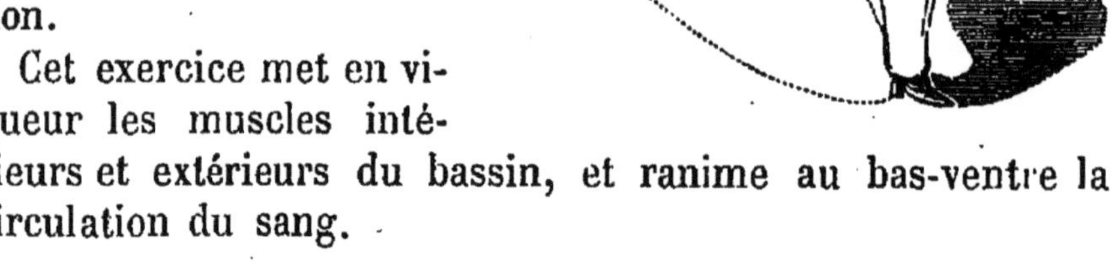

Cet exercice met en vigueur les muscles intérieurs et extérieurs du bassin, et ranime au bas-ventre la circulation du sang.

N° 2. — Rotation des bras, frapper l'abdomen. 24, 4.

On prend la position de l'ordonnance I, n° 2, mais, au lieu que ce soit des deux bras que l'on décrive 5 fois en avant, 3 fois en arrière le cercle prescrit, on exécute celui-ci (4 secondes) d'un seul bras, pendant que de l'autre on bat l'abdomen de la paume de la main, comme il est dit, ordonnance I, n° 5; on respire alors profondément deux fois et l'on recommence du même bras le même exercice, qui se répète ensuite en entier de l'autre bras. Ce qui fait en tout 24 mouvements et 4 de respiration.

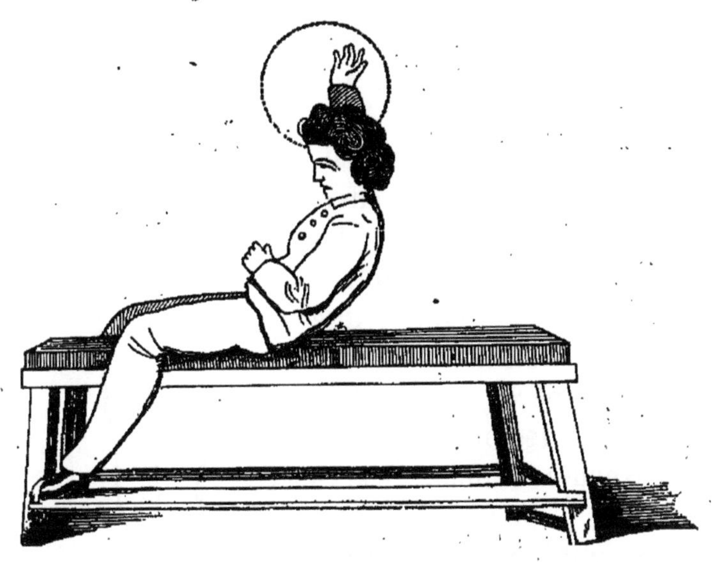

N° 3. — Inclination du buste de côté. 8, 4.

Les bras tendus, levés de côté et dépassant la tête, les jambes droites et rapprochées l'une de l'autre, on incline le corps de droite à gauche (15 secondes) et de gauche à droite (15 secondes), puis l'on respire et l'on recommence dans le même sens. Au milieu de ces mouvements, il ne faut pas oublier l'intervalle de respiration. On répète une seconde fois en entier cet exercice, avec la différence qu'on commence du côté gauche. Ce qui fait 8 mouvements et 4 de respiration.

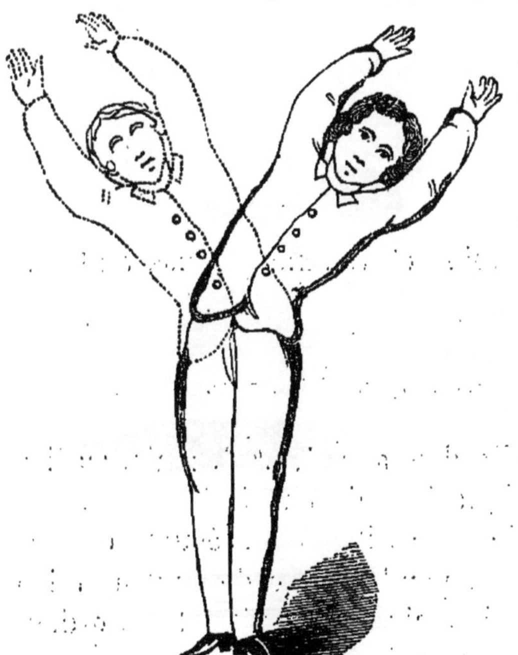

Il agit sur les organes à droite et à gauche de l'abdomen, dont il ranime l'activité.

N° 4. — Secousses au bas-ventre. 18, 3.

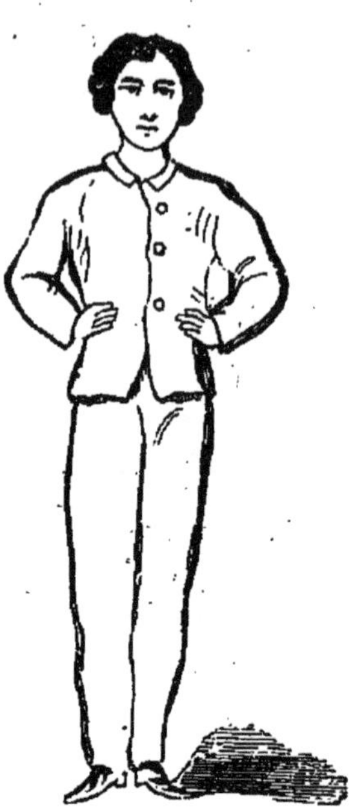

Tenez droit le corps dans une position perpendiculaire. Par l'action énergique des muscles abdominaux, les parois du bas-ventre doivent rentrer à l'intérieur, aussi profondément que possible, puis être relâchées subitement ensuite pour opérer un contre-coup énergique dans les intestins. Ce mouvement s'exécute 6 fois, l'exercice entier 3 fois, pendant lequel on ne doit pas oublier les 3 intervalles de respiration.

N° 5. — Rotation des mains, agenouillé sur une banquette. 18, 3.

On s'agenouille sur une banquette, le corps penché en avant, le dos tendu, la poitrine dégagée, la tête droite, les bras levés à la hauteur de la tête. Ainsi placé, on tourne les mains sans mouvoir les bras, de manière à pouvoir décrire avec le bout des doigts le plus grand cercle possible (4 secondes). Ce mouvement s'opère 3 fois en avant, 3 fois en arrière. On respire ensuite; puis on recommence. L'exercice entier s'exécute 3 fois.

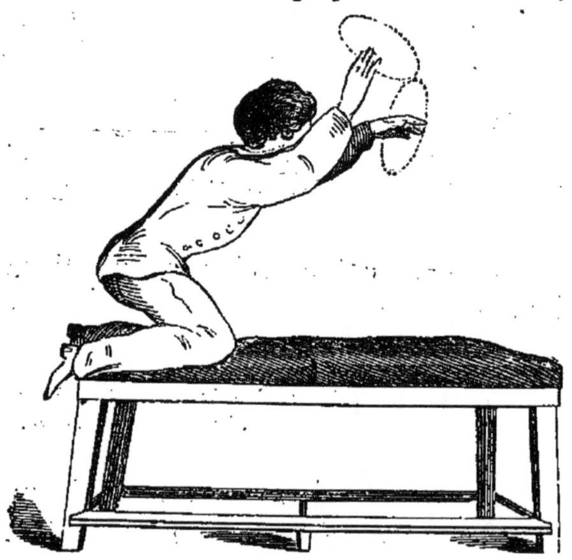

Il a pour but principal d'activer les muscles dorsaux, résultat qui ne s'opère que par la scrupuleuse exactitude de ladite position du corps, pendant que les doigts de la main fonctionnent.

N° 6. — Mouvement circulaire des jambes. 18. 3.

Position de l'ordonnance I, n° 5. On décrit un cercle (4 secondes) avec les jambes jointes et tendues, les soulevant seulement pour qu'elles forment avec le corps, non un angle droit, mais un angle obtus. L'exercice de respiration se fait assis. On exécute autour 18 mouvements circulaires, entre lesquels se placent 3 exercices de respiration.

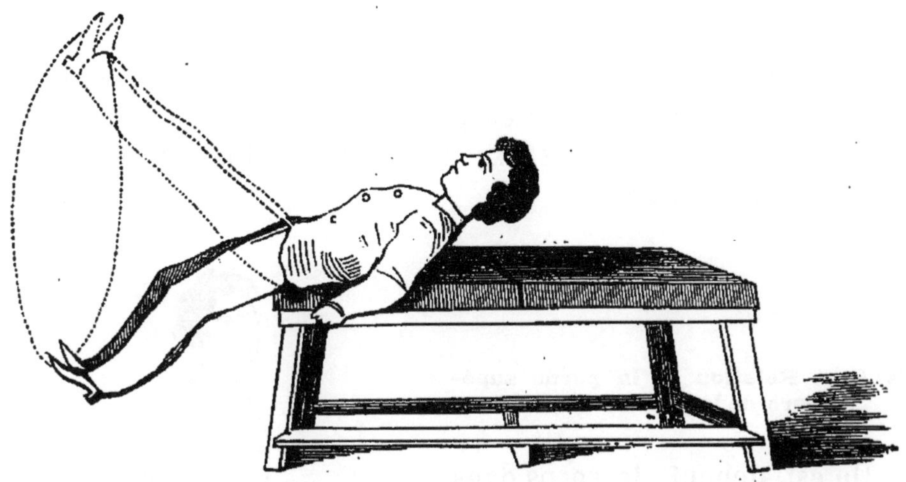

Le but de cet exercice est d'activer les organes de l'abdomen.

N° 7. — Lever les bras, placer le corps en position d'agresseur. 8, 4.

On avance une jambe que l'on plie au genou, l'autre jambe, tendue, est tenue à distance en arrière, de manière que tout le poids du corps retombe sur la première jambe. Le haut du corps est penché en avant, le dos tendu, la poitrine dégagée, les épaules effacées, la tête haute. Dans cette position, les bras, détachés lentement de côté, sont dirigés jusque au-dessus de la tête. Ce mouvement (10 secondes) se fait 2 fois de suite, puis on respire, comme à l'ordinaire. On échange alors la position des jambes; celle qui était en avant se place en arrière, et l'on recommence 2 fois le même mouvement des bras. On répète l'exercice en entier, ce qui fait 8 mouvements et 4 temps de respiration.

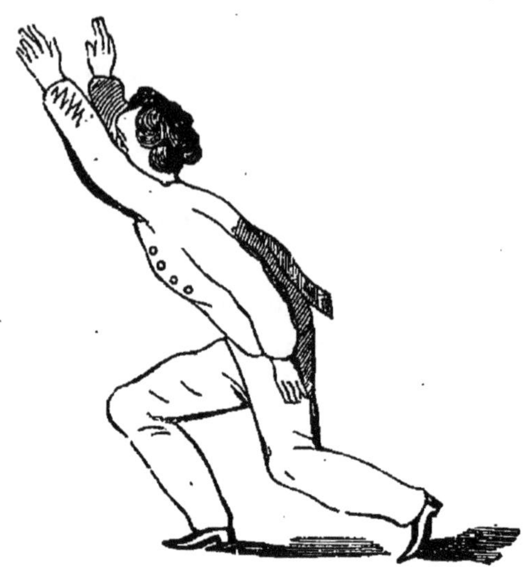

Outre l'action des muscles, des bras et des jambes, on cherche, par la position du corps prescrite dans ce numéro, à agir sur les muscles dorsaux; pour cela, le dos doit être incliné et non courbé.

N° 8. — Rotation de la partie supérieure de la jambe. 48, 4.

On est debout, le corps dans une position verticale; on lève une de ses jambes, et la courbant fortement au genou, on lui fait exécuter un mouvement circulaire, comme il est dit à l'ordonnance I, n° 7.

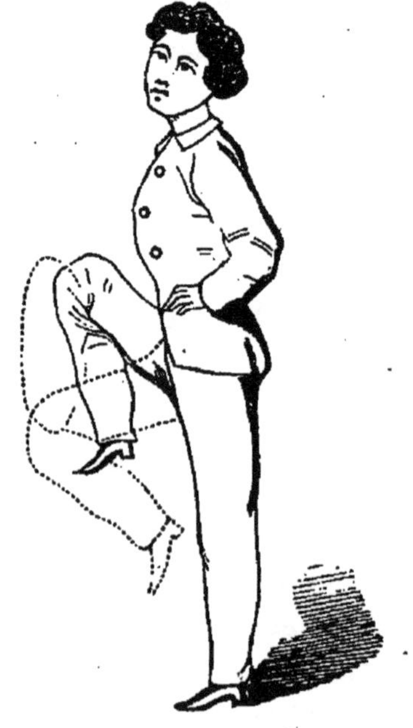

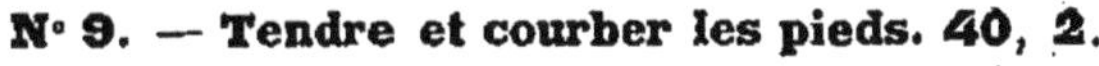

N° 9. — Tendre et courber les pieds. 40, 2.

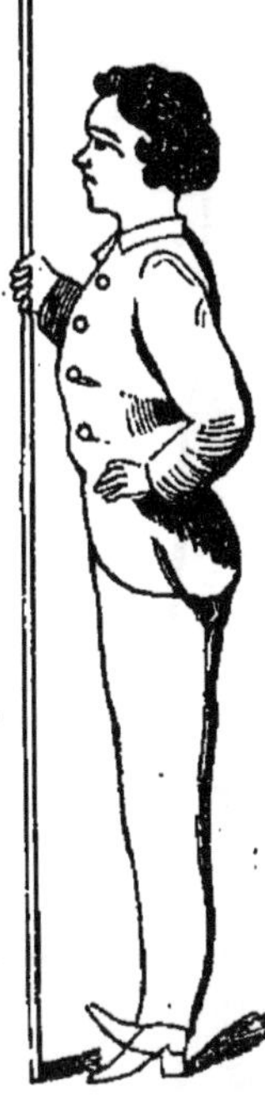

Le corps est debout. On se hausse sur l'extrême pointe des pieds (4 secondes), puis après s'être mis d'aplomb sur ses talons, on s'applique à relever la pointe des pieds le plus possible, jusqu'au tibia (4 secondes). Le corps doit se tenir scrupuleusement droit pendant cet exercice, et si l'on trouve que l'équilibre est trop difficile à maintenir, on s'appuie d'une main sur un objet quelconque solidement assis. Ce soulèvement, ainsi que l'abaissement du pied, se fait 10 fois. Après avoir respiré, on recommence l'exercice entier une seconde fois. Ce qui fait 40 mouvements et 2 de respiration.

Ce mouvement a pour but celui que nous avons indiqué à l'ordonnance n° 9.

N° 10. — Écarter et rapprocher les jambes avec frappement de l'abdomen. 18, 3.

Placé sur le dos, comme à l'ordonnance I, n° 5, on ouvre les jambes de droite et de gauche, dans une direction horizontale (2 secondes), on les rapproche ensuite de la même ma-

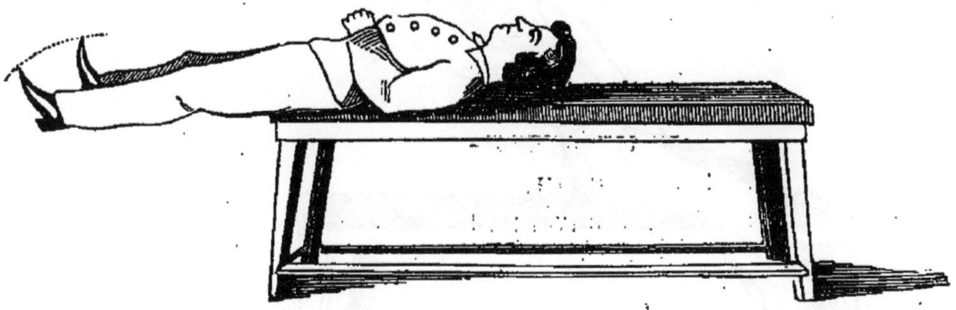

nière (2 secondes). Ceci fait 2 fois de suite; on respire assis et l'on recommence l'exercice entier encore 2 fois. Ce qui fait 12 mouvements et 3 de respiration. Les frappements sur l'abdomen doivent s'opérer comme à l'ordonnance I, n° 10.

ORDONNANCE III

N° 1. — Courber le genou, avancer la jambe devant soi. 18, 3.

On courbe le genou, le hausse autant que possible, le détend devant soi (5 secondes), le recourbe et le hausse (5 secondes) pour le détendre encore (5 secondes), ce qui fait 3 mouvements.

On fait le même exercice de l'autre jambe. Le tout se fait 3 fois : 18 mouvements et 3 de respiration.

Le but de ce mouvement est d'activer les muscles du devant de la jambe et ceux du bassin.

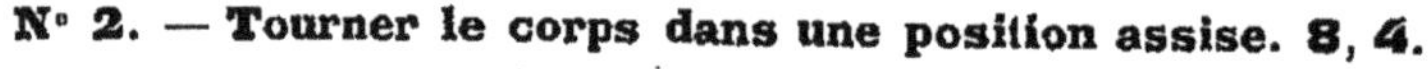

N° 2. — Tourner le corps dans une position assise. 8, 4.

Position de l'ordonnance I, n° 2. On a les bras tendus à la

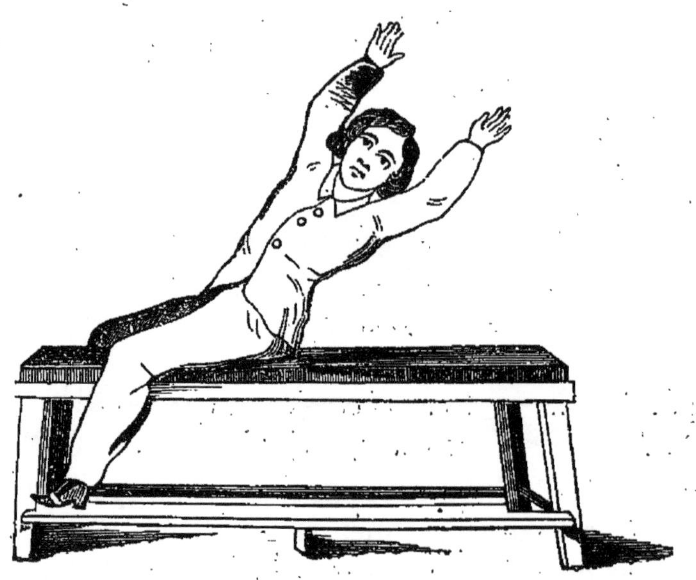

hauteur de tête, La partie supérieure du corps tourne sur elle-même, comme l'indique l'ordonnance I, n° 3. L'attention doit être portée sur les muscles abdominaux. Si la position des bras, qu'on doit tenir levés, paraît trop difficile à garder, on peut dans le premier temps qu'on fait cet exercice les placer sur les hanches.

8, 4. Mettez 10 secondes à faire un mouvement.

N° 3. — Pencher le buste en avant et en arrière. 12, 3.

On est debout, les jambes droites et fermes, les bras levés et tendus à la hauteur de la tête. Dans cette position de corps,

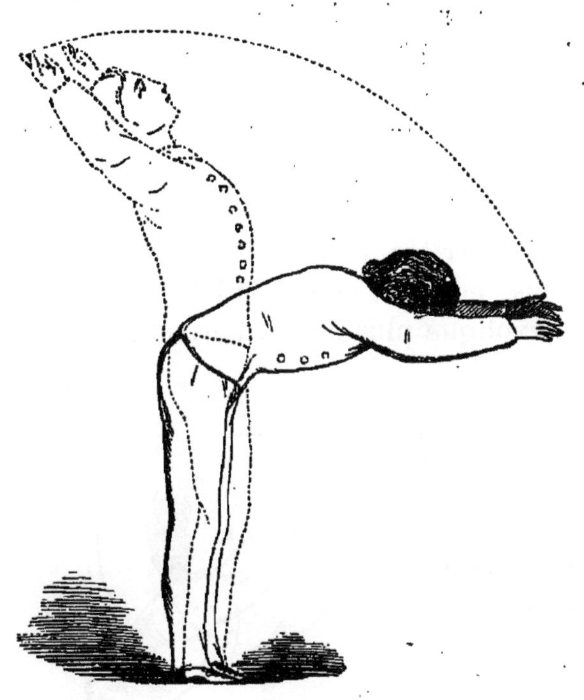

on se penche en avant (15 secondes), puis en arrière (18 secondes). Après 4 mouvements, arrive la pause de respiration. Le tout se fait 3 fois.

Les muscles abdominaux et dorsaux mis en action par cet exercice produisent alternativement pression et tension dans les organes intérieurs.

N° 4. — Mouvement circulaire des jambes, frappement de l'abdomen. 12, 3.

On se place dans la position indiquée à l'ordonnance I, n° 5. On étend devant soi les jambes fortement tendues, ayant soin de ne pas courber le genou. On commence alors de chaque jambe, et à la fois, à décrire un cercle (4 secondes), 3 fois en

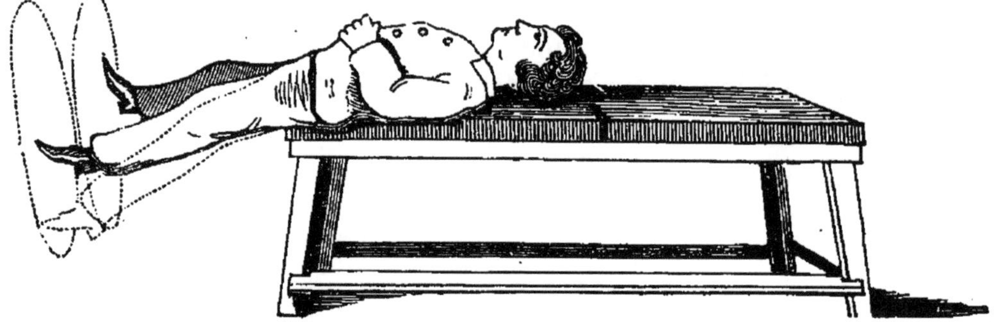

avant, 3 fois en arrière, puis l'on respire. L'exercice entier s'exécute 3 fois, pendant lequel on frappe l'abdomen comme nous l'avons expliqué plus haut à l'ordonnance I, n° 5.

N° 5. — Mouvement circulaire des bras, en position d'agresseur. 24, 4.

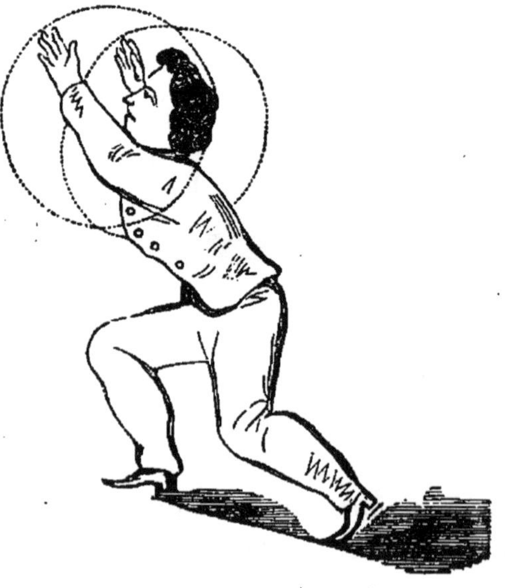

On se place tel qu'il est indiqué à l'ordonnance II, n° 7. On fait 6 mouvements de rotation des bras, après lesquels on échange la position des jambes, on recommence le mouvement : 24, 4. Mettez 4 secondes à faire un mouvement circulaire.

N° 6. — Masser l'abdomen. 3, 3.

On est couché, les jambes étendues horizontalement tout au long. On s'applique à faire le massement de *bas en haut* sur le côté droit de l'abdomen, puis transversalement d'un

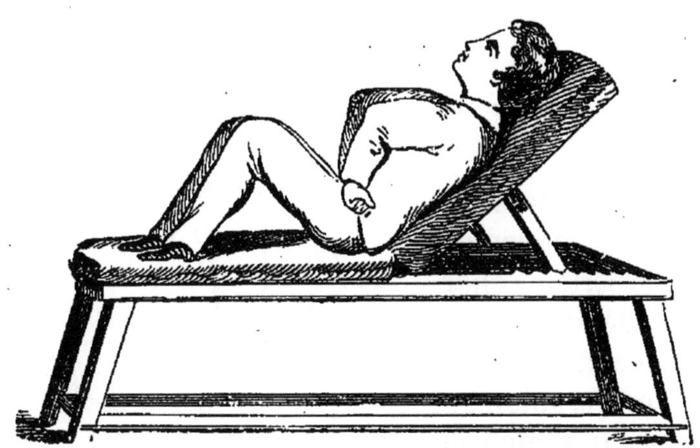

hypochondre à l'autre, et puis de *haut en bas* sur le côté gauche, suivant la marche du gros intestin.

On répète cette manipulation anguleuse encore 2 fois, puis on respire et recommence l'exercice entier 2 fois.

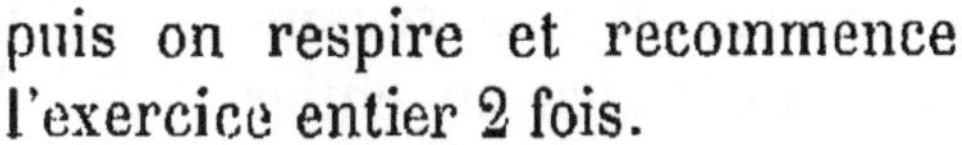

Pour les personnes sujettes aux flatuosités, cet exercice serait particulièrement utile si on le répétait isolément dans le cours de la journée.

Si les parois abdominales se trouvent dans un état de tension dans la posture indiquée, on replie la jambe vers l'abdomen, comme à l'ordonnance I, n° 4.

N° 7. — Rotation du buste. 18, 3.

Le buste, jusqu'aux hanches, tourne sur lui-même et forme 3 cercles (10 secondes), aussi large que possible, 3 fois à droite, 3 fois à gauche. On respire ensuite et recommence.

L'exercice entier se fait 3 fois.

Le but de ce mouvement est de mettre en activité les muscles du torse et les organes du bas-ventre.

N° 8. — Lever les jambes de côté. 36, 3.

La jambe doit se lever de côté par un mouvement précipité. Une certaine énergie doit être déployée dans l'action de ce mouvement pour causer un ébranlement salutaire dans la région du foie et de la rate. On fait ce mouvement six fois de chaque jambe, après lequel on respire, et l'on recommence l'exercice en entier 2 fois.

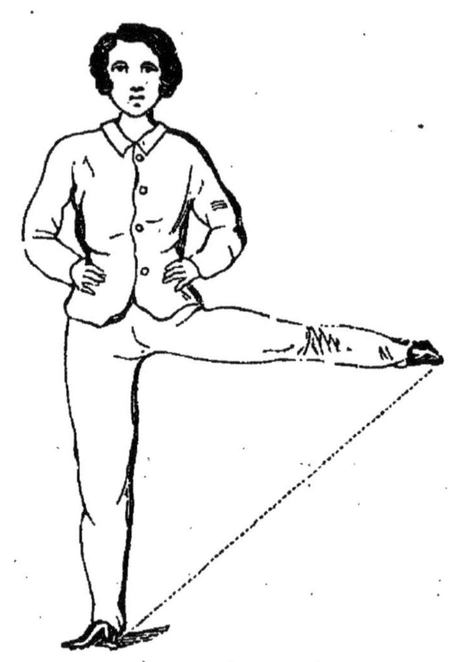

N° 9. — Lever et baisser la partie supérieure du corps. 12, 3.

On est assis, les jambes horizontalement étendues sur une couchette. On assujettit ses pieds, puis on laisse lentement la partie du corps s'abandonner en arrière (10 secondes) jusqu'à ce que le dos rejoigne le banc du meuble, puis l'on se relève (10 secondes) et recommence, ce qui fait 4 mouvements. On respire, et l'on répète encore 2 fois l'exercice en entier.

Les muscles de l'abdomen sont mis en forte activité par cet exercice, dont l'effet sera plus grand encore si, au lieu de placer ses mains sur les hanches, on élève les bras aussi haut qu'on le peut.

Pour celui auquel l'action de toucher du dos la banquette

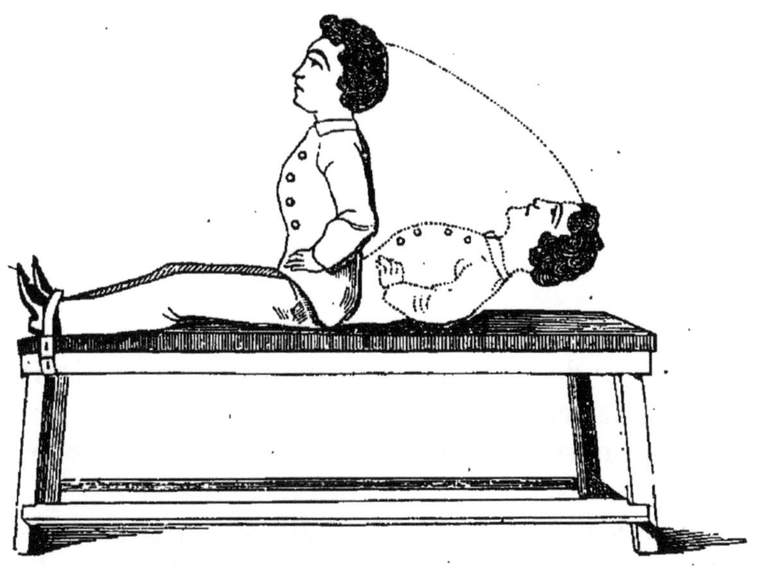

en s'inclinant serait un but trop difficile à atteindre, il peut se borner à y tendre autant que possible.

N° 10. — Tourner les jambes en dedans, en dehors, frapper l'abdomen. 12, 3.

Dans la position de corps, ordonnance I, n° 5, les jambes étendues horizontalement tournent sur elles-mêmes ensemble

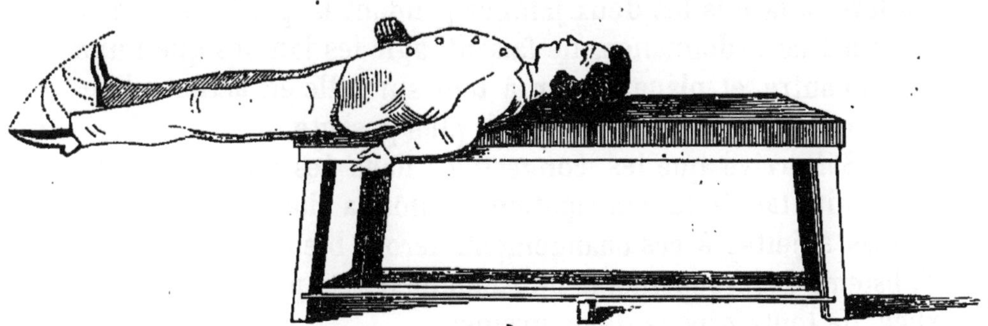

et parallèlement en dedans, en dehors. Le mouvement se fait 2 fois, ce qui fait 4, puis l'on respire et l'on recommence le tout 2 fois, 12, 3. Pendant cet exercice, on s'applique au battement de l'abdomen (ordonnance I, nº 10).

Mettez 5 secondes à chaque tour de la jambe.

REMARQUES FINALES

Dans l'exercice des mouvements que nous avons décrits, il est nécessaire de terminer par quelques observations importantes qui en rendront l'application encore plus claire et les suites plus décisives.

1. Toute personne sujette au transport du sang au cerveau, s'abstiendra positivement de tout mouvement du bras, elle se bornera à ceux des jambes. — Ainsi, tel malade devra remplacer, par exemple, les nºˢ 2 et 6 de la première ordonnance par les nºˢ 1 et 9 de la deuxième ordonnance.

Celui encore qui, pour la même cause, ne peut supporter une position de corps horizontale en exécutant le nº 5 de la première ordonnance, prendra pour faire ce mouvement celle du nº 7 de la même ordonnance.

2. Les personnes de complexion délicate qui, dans le nº 5 de la première ordonnance, éprouveraient trop de difficulté à soulever à la fois les deux jambes pendant la position du nº 7 de la même ordonnance, ne faisant agir les jambes que l'une après l'autre et plaçant tour à tour sur celle en action n'importe quel objet pour qu'elle soit plus pesante.

3. S'il arrive que les congestions dans les intestins aient pour suite tantôt la constipation, tantôt la diarrhée, les personnes sujettes à ces changements feront bien en tout cas de s'abstenir des frappements de l'abdomen, et, pendant la diarrhée, de toute espèce de mouvement.

4. Les personnes ventrues ne feront pas d'exercices de jam-

bes dans la position de corps décrite au n° 5 de la première ordonnance ; elles prendront celle du n° 7 de la même ordonnance.

5. Si la position de corps, telle qu'elle est figurée aux n°s 2 et 5 de la première ordonnance, amène en résultats un sentiment douloureux dans quelque partie de l'épine dorsale, il suffira, pour éviter ce malaise, de courber un peu le corps en avant, comme il est figuré aux n°s 2 et 6 de la deuxième ordonnance. On agira de la même manière si, dans la position n° 2 de la même ordonnance, un vibrement se fait sentir dans les muscles du bas-ventre.

6. Les mouvements dont on ressentirait un effet agréable et salutaire, pourraient, à l'ordonnance suivante, être continués et remplacer un numéro du même genre.

7. Si, dans les mouvements qui exigent une pose perpendiculaire, l'équilibre du corps est trouvé plus difficile à maintenir, on peut, jusqu'à plus d'habitude, prendre un point d'appui de l'une de ses mains, comme on le voit dans la figure 9 de la deuxième ordonnance.

8. Le cours du traitement achevé, même quand le degré de santé où l'on serait parvenu rendrait superflu un second traitement, il serait bon, pour maintenir le résultat qu'on aurait obtenu, de répéter chaque jour l'un des exercices à position horizontale, tel : le n° 5 de la première ordonnance.

Les personnes que leur position oblige à être assises ou courbées, à écrire la plus grande partie du jour, feront bien d'interrompre de temps en temps leur travail et de faire l'un ou l'autre des exercices prescrits à position horizontale. La nature semble d'abord le prescrire par le besoin que l'homme éprouve instinctivement de se détirer les membres après un long travail.

TABLE

FIN DE LA TABLE.

PARIS. — IMP. SIMON RAÇON ET COMP., RUE D'ERFURTH, 1.

ORDONNANCE PREMIÈRE

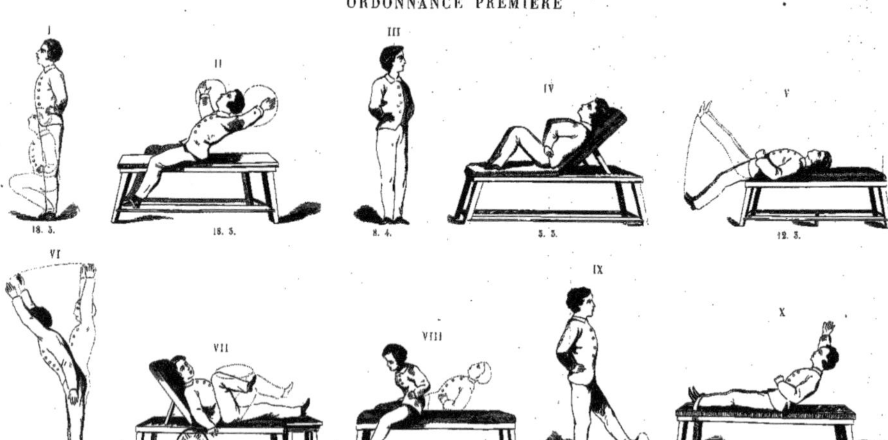

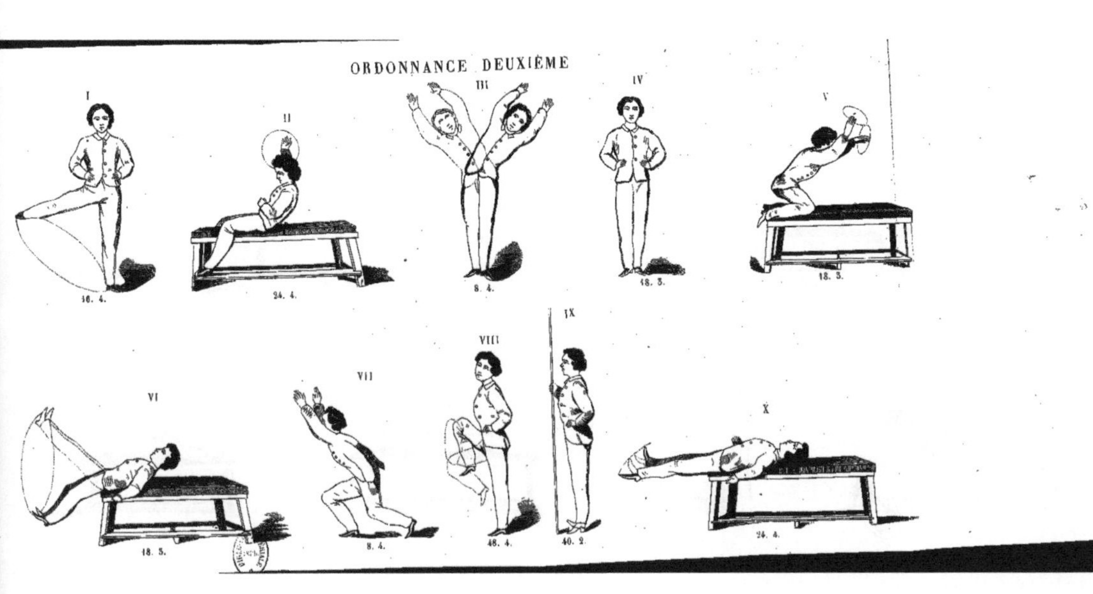
ORDONNANCE DEUXIÈME
I
16. 4.
II
24. 4.
III
8. 4.
IV
18. 3.
V
18. 3.
VI
18. 3.
VII
8. 4.
VIII
48. 4.
IX
40. 2.
X
24. 4.

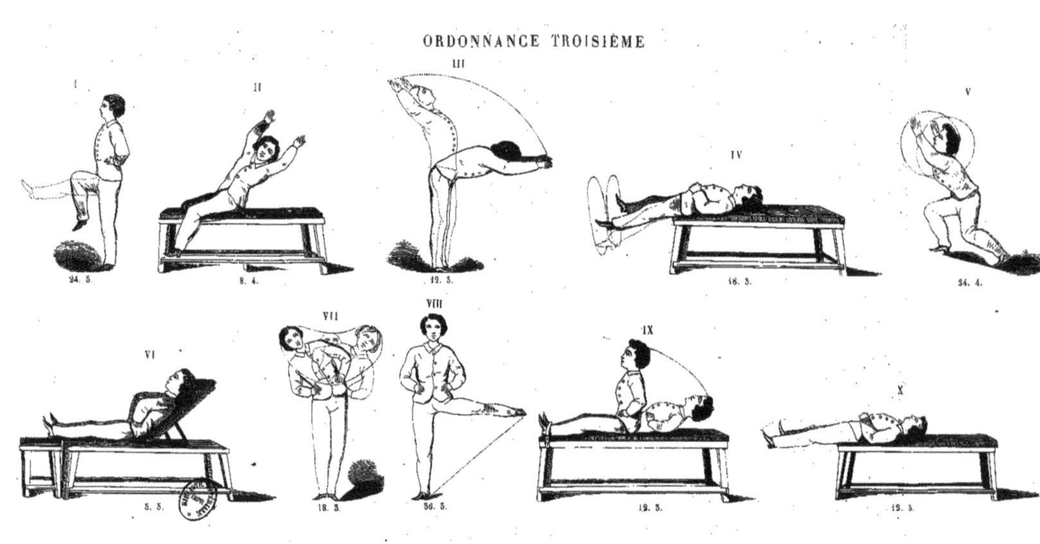

ORDONNANCE TROISIÈME
I
24. 3.
II
8. 4.
III
12. 3.
IV
18. 3.
V
24. 4.
VI
3. 3.
VII
18. 3.
VIII
36. 3.
IX
12. 3.
X
12. 3.

www.ingramcontent.com/pod-product-compliance
Ingram Content Group UK Ltd.
Pitfield, Milton Keynes, MK11 3LW, UK
UKHW020457230726
13925UKWH00005B/2006